MÉMOIRE

SUR

L'ÉCLAMPSIE

DES

ENFANS DU PREMIER AGE

DANS SES RAPPORTS

AVEC LA NÉPHRITE ALBUMINEUSE.

PAR M. CAHEN,

DOCTEUR EN MÉDECINE,

Membre associé de la Société médicale des hôpitaux de Paris, etc.

Publications de l'Union Médicale, Année 1853.

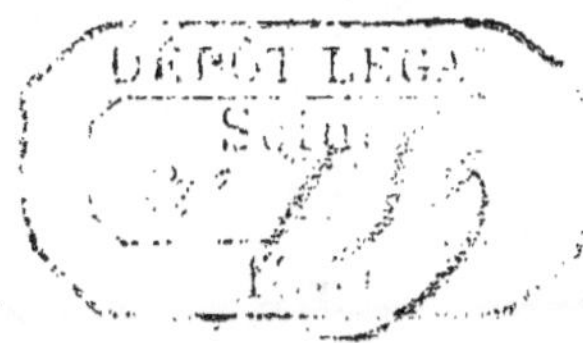

PARIS,

TYPOGRAPHIE FÉLIX MALTESTE ET Cie,

Rue des Deux-Portes-Saint-Sauveur, 22.

1853

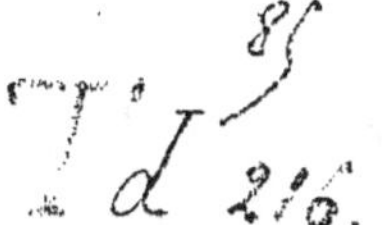

MÉMOIRE

SUR

L'ÉCLAMPSIE

DES ENFANS DU PREMIER AGE

DANS SES RAPPORTS

AVEC LA NÉPHRITE ALBUMINEUSE.

1. Les affections convulsives ont été, dans tous les temps, le sujet des plus sérieuses études des médecins ; mais les travaux nombreux qu'elles ont fait faire n'ont pas réussi encore à dissiper l'obscurité qui enveloppe leur histoire.

L'*albuminurie*, dont l'étude est moins ancienne, a inspiré à l'activité érudite de notre époque une série de recherches qui font encore sentir l'indispensable nécessité de recherches nouvelles. Je vais essayer d'établir, dans le cours de ce mémoire, la corrélation qui existe, en certaines circonstances, entre ces deux phénomènes pathologiques ; les *convulsions* et l'*albuminurie*.

2. Il y a déjà huit ans, dans un travail que je présentai à

un concours pour les prix de l'internat, et que ma thèse inaugurale, en date du 18 juillet 1846, rendit public, j'établissais que l'*éclampsie* des femmes en couches était souvent produite par la *néphrite albumineuse*. Je rappelais que depuis Demanet (*Journal général*, t. IX, p. 110), tous les accoucheurs avaient constaté la coïncidence ordinaire de l'anasarque avec l'éclampsie ; qu'en Angleterre, le docteur Lever avait reconnu que cette affection convulsive était ordinairement accompagnée d'albuminurie, et je citais trois observations dans lesquelles l'autopsie avait démontré l'existence de la néphrite albumineuse chez des femmes en couches mortes à la suite d'attaques d'éclampsie.

En même temps je remarquais que Willan (*med. facts and obs.* v. 3, p. 9) avait rapporté un cas de convulsions épileptiformes, chez un enfant qui avait été atteint d'anasarque à la suite d'une scarlatine, et je concluais, d'observations de divers auteurs cités par M. Rayer (*maladies des reins*, t. II, p. 373), que la néphrite albumineuse détermine souvent, et principalement chez les enfans, des accidens convulsifs épileptiformes. (*De la néphrite albumineuse chez les femmes enceintes*, thèses. Paris 1846.)

Depuis que ce travail a été publié, le doute qui avait accueilli l'idée que j'y émettais relativement à l'éclampsie des femmes en couches, a disparu devant l'autorité absolue d'observations nombreuses recueillies de toutes parts. Aussi le rapport de causalité que j'établissais entre la *néphrite albumineuse* et l'*éclampsie*, nié d'abord, combattu plus tard, passe maintenant dans les ouvrages classiques d'obstétrique, pour une vérité acquise à la science, dont il est inutile de rechercher l'origine qu'il est commode de laisser dans l'obscurité, avec le nom de celui qui, le premier, l'a émise.

3. Mais à l'époque où j'étudiais les rapports entre l'éclampsie et l'albuminurie, séduit par l'analogie qui existait entre les attaques de l'éclampsie et celles de l'épilepsie, par le désir de réunir, sous la dépendance d'une même cause, des affections que l'on a quelquefois réunies sous une même dénomination (Vogel, Sauvage), entraîné par le séduisant espoir de trouver la source inconnue des maladies convulsives, et de généraliser un fait vrai, j'allai partout, cherchant l'albumine dans les urines des sujets atteints de convulsions. Mes recherches furent absolument sans résultats. L'urine des épileptiques ne contenait pas d'albumine, soit que je l'examinasse avant ou après les accès, soit même que je pusse la recueillir pendant leur durée. Chez les enfans atteints de convulsions que je pus observer, l'urine que voulut bien examiner avec moi mon ami M. le docteur Hérard, alors interne à l'hôpital des Enfans, ne présenta jamais aucune trace d'albumine. Ces observations négatives ne m'empêchèrent pas de recommencer mes recherches lorsque je fus placé, il y a deux ans, en qualité de chef de clinique dans le service d'accouchemens de la Faculté de médecine. J'y fus surtout décidé par une leçon que j'entendis faire à M. le professeur P. Dubois, sur l'analogie qu'il reconnaissait entre l'éclampsie des femmes en couches et celle des enfans ; je pus alors reconnaître à la fois l'erreur que j'avais commise en cherchant une même cause à des phénomènes que je n'avais pas suffisamment distingués, séparés, et la vérité de la supposition que j'avais faite de la coexistence possible, de la causalité probable de la néphrite albumineuse et de l'éclampsie des enfans nouveau-nés.

Aussi, dans une thèse soutenue par le docteur Corlieu, le 27 août 1851, peut-on lire, page 14 : « M. le docteur Cahen » pense que chez les enfans, certaines convulsions reconnais-

» sent quelquefois pour cause la néphrite albumineuse; cet
» avis est partagé par M. P. Dubois.

» Vers la fin de mars 1851, une jeune femme, accouchée il
» y a trois ans par M. Dubois, est venue le consulter pour son
» enfant qui avait des pertes momentanées de connaissance,
» avec mouvemens convulsifs dans les yeux. La jambe droite
» se portait tout à coup sur la gauche ; ces phénomènes ne se
» manifestaient surtout qu'au moment de l'éruption des
» dents. M. Dubois examina les urines de l'enfant, et les
» trouva *albumineuses*. Cette albuminurie n'est que tempo-
» raire ; elle disparaît avec l'état convulsif. »

« M. le docteur Cahen possède, de son côté, trois observa-
« tions de convulsions avec néphrite albumineuse. Deux
» enfans succombèrent ; l'autopsie fut faite, et il trouva dans
» les deux cas une lésion des reins avec épanchement au cer-
» veau. »

Il m'a été donné de recueillir, il y a peu de temps, une
quatrième observation, mais ce nombre est si faible, ces
observations sont si incomplètes, que je me serais bien gardé
de leur attribuer une valeur qu'elles n'ont pas pour forcer les
convictions, et que j'aurais attendu que d'autres faits vins-
sent à l'appui de ceux que j'ai recueillis. Si une publication
récente, due à un auteur dont on reconnaît généralement
l'exactitude d'observation et la sagesse d'interprétation, n'était
venue leur donner une signification, qu'isolées elles n'au-
raient pas eue. Dans un mémoire intitulé : *De l'encéphalopa-
thie albuminurique dans l'enfance* (Recueil des travaux de la
Société de médecine de Genève, 1853), M. Rilliet dit : « Que
» l'éclampsie ait marqué le début, ou qu'elle ait succédé à la
» céphalalgie ou à l'amaurose, c'est elle qui, en général,
» imprime à la maladie un cachet particulier. C'est, en effet,

» le symptôme le plus constant et le plus grave. Il a été noté
» dix fois sur douze (p. 4). » A quoi donc tient-il que jusqu'à
présent il ait été ignoré? C'est, il me semble, qu'ainsi que je
l'avais fait d'abord, on confond généralement les différentes
formes de convulsions.

4. Rien n'est si commun, chez les enfans nouveau-nés, que
les mouvemens convulsifs; très ordinairement, dans les pre-
miers jours qui suivent la naissance, les mouvemens sont mal
réglés, mal coordonnés, provoqués par des causes indépen-
dantes de la volonté ou exécutés sans apparence de volonté ;
ils prennent souvent l'apparence de soubresauts, de convulsions. Dans d'autres circonstances, la douleur provoque des
mouvemens convulsifs, de même que, probablement, les affections diverses qui réagissent sympathiquement sur le cerveau.
Mais dans tous les cas, comme aussi dans certaines convulsions
liées à des affections cérébrales, la forme des attaques me
paraît, en plusieurs points, différente de celle qui se présente
dans l'éclampsie. Les observations suivantes pourront servir
à faire comprendre ce qu'il y a de spécial à la convulsion
éclamptique.

OBSERVATION I. — Une nourice de la Clinique nous présente, le 20
mai 1851, son enfant âgé de cinq mois. C'est un garçon fort, bien développé et d'une bonne santé. Depuis la veille au soir, il serait atteint,
dit la mère, de *convulsions internes* qui consisteraient dans une raideur
générale de tout le corps, avec pertes de connaissance et mouvemens
irréguliers des yeux. Il y aurait eu, dans la nuit, dix attaques pareilles,
et dans les intervalles l'enfant serait resté hébêté.

Lorsqu'il nous est apporté, l'enfant nous frappe par la pâleur de la
face et la bouffissure qu'elle présente. La peau de tout le corps offre
une chaleur normale; les parties découvertes sont un peu moins chaudes
qu'à l'ordinaire. Le pouls est peu développé et donne à peine 110 pul-
sations. La respiration est lente, interrompue par de fréquens soupirs.
Les organes des sens ne remplissent pas leurs fonctions d'une manière

régulière. La sensibilité tactile est très diminuée, les pupilles sont dilatées et l'iris reste immobile à la lumière solaire ; l'audition paraît altérée ; au moins l'enfant manifeste-t-il mal qu'il comprenne ou qu'il entende. L'appétit est éteint ; le sein n'a pas été pris depuis la veille. — Il n'y a pas d'évacuation alvine. Peu d'urine. La bouche ne présente rien à noter ; elle n'est pas plus chaude qu'à l'ordinaire, elle n'est pas le siége d'éruption aphteuse ; la langue n'est ni rouge, ni couverte d'enduit muqueux ; les gencives ne sont ni gonflées ni douloureuses. — Le ventre n'est pas ballonné ; il n'est pas sensible à la pression ; la région lombaire ne paraît le siége d'aucune douleur. Les membres sont immobiles, et quand on les soulève, ils retombent passivement.

Pendant notre examen, tout d'un coup la face se gonfle et devient violette, les yeux sont fortement entraînés en haut, sans présenter de strabisme ; la bouche se mouille d'une écume blanchâtre ; tout le corps se raidit violemment ; les bras sont rapprochés du thorax, les avant-bras fléchis et en pronation ; les mains, en pronation exagérée, et demi-fléchies, présentent les pouces fortement appliqués sur la région palmaire. La respiration devient pénible, stertoreuse, et des secousses rapides, nom-breuses agitent les membres pour ainsi dire sur place, sans leur faire exécuter des mouvemens étendus.

Cet accès dure trois minutes environ et fait place à l'état de stupeur dans lequel l'enfant était auparavant. (2 sangsues derrière les oreilles ; magnésie ; bain de tilleul.)

Dans la journée les convulsions se succèdent avec les mêmes carac-tères, mais moins fréquentes ; l'urine est claire, peut-être un peu moins qu'habituellement à cet âge ; elle est acide ; traitée par la chaleur et par l'acide nitrique, elle donne un précipité notable d'albumine. — Dans la nuit il n'y a que deux attaques convulsives ; l'urine n'a pas été con-servée.

Le 21, l'urine est reconnue albumineuse. — Plus de convulsions. — La stupeur est moindre.

Le 23, l'enfant paraît revenu à l'état ordinaire de santé. — L'urine présente encore un léger nuage.

Le 24, l'urine n'offre plus de traces d'albumine.

OBSERVATION II. — Le 25 mars je suis appelé auprès d'un enfant qui venait d'être pris subitement, au milieu de la nuit, de convulsions vio-lentes. Cet enfant, âgé de six semaines, est bien constitué et se trouve dans de bonnes conditions d'hygiène. Allaité par une nourice bien portante, non réglée, il jouit lui-même d'une excellente santé. Toutes ses fonctions s'exécutent parfaitement, et on ne sait à quelle cause rapporter les accidens qui sont survenus.

A mon arrivée, je remarque la pâleur mate, la blancheur de la face et une apparence de bouffissure ; la fixité du regard et la dilatation des pupilles. L'enfant étant démailloté, les membres apparaissent dans un état prononcé de résolution. La chaleur est normale ; la peau est presque insensible au toucher ; pas d'œdème ; la respiration paraît embarrassée ; pas de toux. L'auscultation et la percussion n'offrent rien à signaler ; le ventre est à l'état sain. Quelques gouttes d'urine que je puis obtenir donnent un précipité d'albumine assez abondant. — Une convulsion survient, elle s'annonce par le gonflement du visage, la face bleuit, les lèvres deviennent violettes ; les bras se rapprochent du corps avec raideur ; les avant-bras et les mains sont agités de petites secousses. Les membres inférieurs sont fléchis, mais ils participent peu aux mouvemens convulsifs. La suffocation paraît imminente. Au bout de deux minutes, les contractions cessent, et l'enfant retombe dans la prostration comateuse. (Lavement purgatif, frictions aromatiques, fumigations de benjoin, compresses froides sur la tête.)

Le 26, l'enfant est assoupi ; le sommeil n'est troublé par aucun mouvement convulsif ; mais, dans la journée, de nouvelles convulsions surviennent (trois en deux heures) ; puis l'enfant reste calme.

Le 27 et le 28 se passent sans convulsions ; l'urine est albumineuse, mais la santé paraît rétablie.

Le 29, une convulsion légère a été observée dans la matinée ; mais l'état satisfaisant de l'enfant me laisse des doutes sur la réalité de cette convulsion, qui n'a été vue que par la nourrice.

Le 30, l'urine présente à peine un léger trouble quand on la traite par l'acide nitrique.

L'enfant jouit depuis cette époque d'une bonne santé.

5. Plusieurs particularités sont à noter dans ces observations, et il importe de les signaler.

Les convulsions surviennent tout d'un coup, au milieu d'une santé parfaite, et cette circonstance justifie le nom d'éclampsie (εκλαμψις, lueur de l'éclair) que porte la maladie, en même temps qu'elle distingue ces convulsions de celles qui sont symptomatiques et sympathiques, et qui sont souvent précédées de symptômes particuliers. Elles peuvent être précédées de scarlatine ou d'albuminurie (Rilliet).

Elles ne sont pas exclusivement toniques ni cloniques, mais elles participent bien plus des premières que des secondes, et sont surtout concentriques.

Elles sont générales. Cependant M. Rilliet note qu'elles sont le plus souvent unilatérales.

Elles sont accompagnées, sinon précédées, de bouffissure au visage et déterminent l'apparition d'écume à la bouche.

Elles sont de courte durée et se répètent à plusieurs reprises en peu de temps.

Elles sont suivies d'un collapsus assez marqué, et dans les intervalles des accès, la connaissance ne revient pas complètement. Elles donnent à la physionomie un aspect particulier par suite de la dilatation de la pupille.

Elles diminuent, si elles ne les abolissent momentanément, les facultés sensoriales.

Elles peuvent débuter par une cécité subite, d'après M. Rilliet, et à en juger par l'immobilité de l'iris et la fixité du regard.

Sans doute, il serait peu judicieux de prononcer d'après ces seuls symptômes ; car on sait combien sont variables ou peu appréciables les particularités que je viens de citer, et s'il est quelquefois très difficile de distinguer l'épilepsie de l'hystérie, par exemple, d'après la forme seule de l'accès convulsif, on comprend combien doit être plus grande encore la difficulté de faire un diagnostic différentiel exact entre des mouvemens que généralement on n'a pas encore cherché à distinguer.

Le signe pathognomonique, c'est l'albuminurie, et comme elle est déjà, à mes yeux, le signe pathognomonique de l'éclampsie des femmes en couches, il me paraît logique d'en faire le caractère particulier d'une forme de convulsions qui continuerait à porter le nom d'*éclampsie*, et qui serait distincte de toutes les autres affections convulsives.

6. La présence de l'albumine dans les urines ne peut être en effet considérée comme un accident, comme un phénomène concomitant ou consécutif. On doit y trouver la preuve de l'existence d'une congestion rénale, d'une altération spéciale, d'une néphrite, et voir dans cette néphrite albumineuse la maladie dont les convulsions ne sont qu'une manifestation (1). Les observations suivantes, si incomplètes qu'elles soient, viennent à l'appui de cette assertion.

OBSERVATION III. — Un enfant meurt à la clinique à la suite de convulsions dont il avait été atteint pendant la nuit, et qui avaient duré quelques heures seulement.

A l'autopsie, on trouve l'aspect extérieur du corps normal. Pas d'œdème des extrémités ni de la face. Un peu d'épanchement séreux dans les cavités pleurales et péritonéale. Les poumons, le cœur, le foie, la rate, l'estomac et le canal intestinal ne présentent pas d'altération. — Le cerveau a conservé sa consistance ; on n'y trouve pas d'épanchemens sanguins. Les membranes ne sont pas infiltrées. Un peu de sérosité claire dans les ventricules.

Les reins sont lourds ; ils pèsent, le gauche, 19 grammes, le droit, 26,50. La capsule fibreuse se détache facilement. La substance corticale est pâle, jaunâtre ; la substance tubuleuse est d'un rouge brunâtre. La vessie contient fort peu d'urine ; mais cette urine est albumineuse quand on la traite par la chaleur ; le précipité ne se dissout pas dans l'acide nitrique.

OBSERVATION IV. — Un enfant de deux jours, du sexe masculin, né

---

(1) On comprend que je n'entame pas ici de discussion sur la nature de la maladie des reins que l'on rencontre. C'est là une question importante qui ne saurait être traitée incidemment.

avant terme, pesant 1,900 grammes et d'une longueur totale de 42 centimètres, meurt subitement à la suite de convulsions, le 29 avril 1851.

A l'autopsie, les principaux organes sont à l'état normal. Les reins sont congestionnés; l'un pèse 17 grammes et l'autre 14. — Quelques gouttes d'urine trouvées dans la vessie donnent un précipité blanc d'albumine.

Il y a, dans cette observation, une particularité à noter : c'est que la mère elle-même était albuminurique, et que la néphrite albumineuse paraissait avoir été chez elle la cause de l'avortement qui avait eu lieu au huitième mois. L'enfant aurait-il été atteint de néphrite albumineuse congéniale?

Dans son observation II, M. Rilliet dit, en parlant des reins : « A la coupe, la proportion entre les substances corti-
» cale et tubuleuse est conservée; la seconde, par sa teinte
» *violette*, tranche sur la première, qui n'est nullement exubé-
» rante, mais a une couleur jaune clair qui nous paraît devoir
» être rapportée à l'anémie. » Or, comme cette décoloration supposée anémique n'est pas notée dans les autres tissus, et qu'elle n'eût pas échappé à cet observateur exact, il me sera permis, sans doute, d'adopter le fait qu'il signale, en lui donnant une autre interprétation, et il me semble qu'on peut raisonnablement supposer que, dans cette observation d'albuminurie, la lésion des reins dépendait d'une maladie de Bright.

7. Ne sait-on pas, d'ailleurs, combien il est peu exceptionnel de voir chez les adultes, à une époque ultime de la néphrite albumineuse, survenir des attaques épileptiformes, des attaques d'éclampsie. M. Rayer les a signalées ; les ouvrages anglais en renferment un grand nombre d'exemples.

Ne sait-on pas d'autre part que l'un des symptômes de l'albuminurie, la perte momentanée de la vision, sur laquelle

M. Landouzy a fixé l'attention, peut survenir subitement au début de la maladie comme symptôme initial, tandis que dans d'autres circonstances, au contraire, elle survient à une époque plus avancée.

Ne sait-on pas que chez la femme enceinte, on peut voir l'éclampsie éclater brusquement au milieu de la meilleure santé apparente, tandis que le plus souvent on a pu constater avant l'attaque convulsive l'existence des symptômes ordinaires de la néphrite albumineuse.

Et par conséquent, n'est-il pas rationnel d'admettre que chez les enfans, ces convulsions épileptiformes, ces attaques d'éclampsie, qui sont accompagnées d'albuminurie, sont aussi produites par l'existence d'une maladie des reins, congestion active, inflammation, altération spéciale, par une néphrite albumineuse.

8. On a dit cependant que *l'affection du cerveau pouvait être primitive* et l'altération de la sécrétion urinaire consécutive. De même qu'une lésion des centres nerveux peut produire une glucosurie, une autre lésion des mêmes organes pourrait déterminer l'albuminurie, simple trouble fonctionnel de la sécrétion urinaire ; mais les altérations matérielles que l'on peut constater dans les reins, et l'existence possible de l'albuminurie sans troubles cérébraux (ainsi qu'on l'observe tous les jours) ou avant l'apparition des symptômes cérébraux ne permettent pas de soutenir une pareille proposition. D'ailleurs, dans les cas où l'autopsie a été faite, les organes encéphaliques ont été trouvés sains, ou simplement congestionnés, comme ils ne peuvent manquer de l'être après de violentes attaques convulsives, dans lesquelles la respiration et la circulation ont été troublées. La petite quantité de séro-

sité qu'on y a trouvée quelquefois, est bien plus probablement l'effet de l'hydropisie albuminurique que d'une lésion locale.

9. On a dit encore que l'albuminurie était l'expression *d'une affection générale qui pouvait exister en même temps que l'éclampsie, sans qu'il y eût entre l'un des symptômes et l'autre aucun rapport de causalité.* A cette objection que je suis heureux d'avoir à réfuter, parce qu'elle m'était adressée dans un travail dans lequel le soin que l'on a mis à combattre les opinions que j'avais émises, sert maintenant à constater, du moins, que ces opinions étaient à moi ; à cette objection il est simple d'opposer les altérations constatées dans le tissu des reins, qui prouvent que l'affection a son siége principal dans ces organes, et que probablement, l'affection générale n'est que consécutive à celle des reins. Mais c'est là une question incidente que je ne peux pas discuter ici. Cependant, je dois répondre que *jamais,* depuis que ma thèse a été publiée, on n'a rencontré bien positivement d'éclampsie sans albuminurie, chez les femmes enceintes ; que, chez l'adulte, les seuls cas d'éclampsie qui ont été observés s'accompagnaient de néphrite albumineuse. Et j'appelle maintenant l'attention sur les attaques convulsives épileptiformes des jeunes enfans, avec la conviction que les rares observations que j'ai pu faire se multiplieront, se généraliseront, et que, chez eux aussi, on constatera, quand on la recherchera, la coexistence de l'albuminurie, de la néphrite albumineuse avec l'éclampsie. Alors, aussi, on reconnaîtra, sans doute, que les accidens convulsifs sont sous la dépendance des lésions organiques des reins.

10. Ici, cependant, une difficulté se présentera. Chez les femmes enceintes, chez les adultes, généralement les symptômes habituels de la néphrite albumineuse appellent l'attention

sur l'état de la sécrétion urinaire. On observe de l'œdème de la face ou des malléoles, de l'anasarque quelquefois. Chez les enfans que j'ai observés, aucun de ces symptômes ne pré-existait à l'attaque convulsive, et même, ils manquaient complètement, à part cependant la bouffissure de la face. Mais cette bouffissure pouvait, à la rigueur, être considérée comme le résultat de la convulsion, et non comme produite par la néphrite albumineuse.

Il serait donc très important, dans les cas où on supposerait l'existence d'une albuminurie et où l'on aurait conçu la crainte de voir survenir des accidens convulsifs, d'examiner les urines. Mais là encore, on sera arrêté quelquefois, soit par l'impossibilité de recueillir celles qui sont émises spontanément, soit par la difficulté de les extraire de la vessie.

11. Dans deux observations que j'ai rapportées et dans une des observations de M. Rilliet, *l'urine examinée a été extraite de la vessie, lors de l'examen cadavérique.* Cette circonstance pourrait sembler de nature à laisser du doute sur la valeur que l'on doit attribuer à la présence de l'albumine dans ces cas; car on a prétendu que souvent l'urine recueillie après la mort, contenait de l'albumine, par suite de modifications cadavériques, alors qu'elle n'en aurait pas présenté pendant la vie. Pour lever cette objection, j'ai examiné l'urine sur un très grand nombre de cadavres d'enfans morts d'affections étrangères aux voies urinaires, et jamais je n'ai trouvé les urines albumineuses. Il est vrai que cet examen était fait peu de temps après la mort et sur des cadavres qui n'avaient pas encore subi d'altération apparente.

12. Enfin, j'ai examiné très souvent les urines d'enfans atteints de *convulsions nerveuses*, bien distinctes par leur

aspect, par leur forme, par leur durée, par leur terminaison, des attaques d'éclampsie, et *jamais* je n'ai trouvé ces urines albumineuses.

Par conséquent, il existe certainement une espèce particulière de convulsions qui sont sous la dépendance d'une affection des reins, qui sont accompagnées d'albuminurie, qui présentent un aspect épileptiforme. Cette conclusion qui peut paraître prématurée, sera confirmée, j'en ai la conviction, par des observations ultérieures.

13. Comment ces attaques convulsives peuvent-elles être déterminées par une maladie des reins? Quelle est leur gravité? Quel doit être leur traitement? Ce sont là des questions que je laisserai à peu près sans réponse, et on m'approuvera sans doute, d'aimer mieux attendre que les faits se multiplient pour les interpréter, que de tirer des conséquences formelles de très rares et incomplètes observations.

Qu'il me soit permis, cependant, de présenter très succintement les hypothèses que l'on a émises sur le mode d'après lequel la néphrite albumineuse produirait l'éclampsie. L'opinion de M. Rilliet, me paraît donner l'interprétation la plus convenable des faits. « Nous croyons rationnel, dit-il, de
» regarder les accidens cérébraux comme la conséquence de
» de l'hydrencéphalie, en prenant ce mot dans sa plus large
» acception, c'est-à-dire en y faisant entrer non seulement les
» épanchemens intra ou sous-arachnoïdiens et ventriculaires,
» mais aussi l'infiltration séreuse de la substance cérébrale
» elle-même. »

Cette explication ne trouve pas, il est vrai, dans les observations recueillies jusqu'à présent, une sanction suffisante, mais elle satisfait davantage l'esprit que l'explication donnée par les auteurs anglais. D'après eux, le sang serait altéré par une diminution dans la quantité de l'albumine normale et par la présence d'une certaine quantité d'urée (Barlow). Le sang ainsi altéré agirait comme agent toxique et déterminerait des convulsions comme en produisent quelquefois des poisons introduits dans l'économie. Mais on voit, dans une foule de circonstances, l'albuminurie exister pendant longtemps sans être accompagnée du moindre trouble cérébral; on peut voir les accidens cérébraux paraître, disparaître, reparaître sans aucun changement appréciable dans la nature des urines, dans la quantité de l'albumine excrétée. Or, si la cause persistait on ne s'expliquerait pas la disparition des effets. Sans doute on a trouvé de l'urée dans la sérosité des ventricules d'un malade mort avec des convulsions à la suite d'une néphrite granuleuse; mais pourquoi attribuer les accidens convulsifs plutôt à l'urée qu'à la sérosité même qui la tenait en dissolution ?

On a prétendu aussi que la diminution des globules du sang notée par MM. Becquerel et Rodier, donnait une explication convenable des accidens convulsifs qui surviendraient comme à la suite des hémorrhagies abondantes. Mais on sait que la diminution des globules ne se manifesterait qu'après la période d'acuité de l'albuminurie, et les convulsions surviennent le plus souvent pendant cette période. D'ailleurs il n'existe aucune analogie entre les convulsions anémiques et celles des albumuriques, il suffit d'avoir eu occasion de les observer toutes deux pour qu'on ne soit plus tenté de les confondre ni même de les comparer entr'elles.

Enfin une autre opinion qu'il me sera très facile de combattre, puisque c'est moi qui l'avais émise, considérait les convulsions des albuminuriques comme un phénomène nerveux qui surviendrait principalement chez des sujets prédisposés aux réactions nerveuses. Mais le plus simple examen fait immédiatement reconnaître qu'il n'y a aucune analogie non plus entre les accidens convulsifs des névroses et ceux de l'éclampsie. La comparaison que j'avais établie n'est donc nullement fondée. Aussi depuis longtemps j'y avais renoncé, et j'interprétais les phénomènes convulsifs soumis à mon observation, ainsi que le fait M. Rilliet ; mais je ne me trouvais pas autorisé par les résultats nécroscopiques, à formuler mon opinion à cet égard; et il me paraît encore nécessaire que de nouveaux faits viennent la confirmer.

15. On comprend facilement de quelle importance il est, pour le pronostic et pour le traitement, que la question que je viens d'examiner reçoive une solution convenable.

Pour le pronostic, il doit varier, en effet, selon que l'on considère les convulsions comme un simple trouble fonctionnel ou qu'on les rapporte à une affection cérébrale, à une altération matérielle. Mais, dans tous les cas, il faudra encore se rappeler que l'affection primitive est dans un organe autre que le cerveau, et que les lésions cérébrales qui se présenteraient ne seraient encore qu'une complication très grave, sans doute, de la maladie primitive.

Il est évident que, pour le traitement, les mêmes considérations seraient d'une grande importance ; mais il y aurait présomption à indiquer une médication d'après des idées théoriques seulement. Dans un des cas que j'ai cités, les émissions sanguines ont été suivies de guérison ; dans un autre cas, la guérison est survenue après des fumigations aromatiques; il serait peu rationnel d'en conclure que les deux moyens employés ont eu une action sur la marche de la maladie.

M. Rilliet a conseillé, dans certaines circonstances, des mouchetures pour donner issue au liquide épanché dans le tissu cellulaire sous-cutané. Mais chez nos enfans, il n'y avait pas d'œdème. Récemment, on a conseillé la digitale, le calomel, le tartre stibié ; tous ces moyens paraissent assez indiqués ; l'avenir dira quels sont ceux qu'il faut préférer.

Malheureusement, il faut toujours craindre que la maladie débute brusquement et se termine immédiatement d'une manière funeste, sans que les secours de l'art aient pu être administrés. Comment survient la mort dans ces cas, cette mort subite, pour ainsi dire? Nous l'ignorons ; mieux vaut chercher à la prévenir qu'à l'expliquer.

FIN.

PARIS. — TYPOGRAPHIE ET LITHOGRAPHIE FÉLIX MALTESTE ET Cⁱᵉ,
Rue des Deux-Portes-Saint-Sauveur, 22.